QUELQUES CONSIDÉRATIONS

SUR LE

PARASITISME VÉSICAL

PAR

Gaston COUÉNON

DOCTEUR EN MÉDECINE DE LA FACULTÉ DE PARIS

Ancien externe des hôpitaux de Paris (1879 et 1880)

Médecin stagiaire au Val-de-Grâce.

PARIS

ALPHONSE DERENNE

Boulevard Saint-Michel, 52

1881

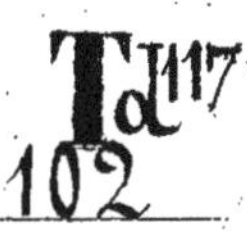

QUELQUES CONSIDÉRATIONS

SUR LE

PARASITISME VÉSICAL

PAR

Gaston COUÉNON

DOCTEUR EN MÉDECINE DE LA FACULTÉ DE PARIS

Ancien externe des hôpitaux de Paris (1879 et 1880)

Médecin stagiaire au Val-de-Grâce.

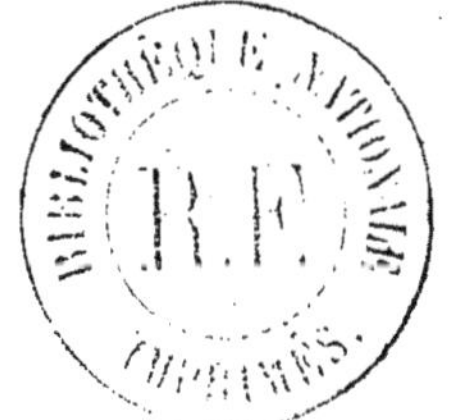

PARIS

ALPHONSE DERENNE

Boulevard Saint-Michel, 52

1881

A LA MÉMOIRE DE MON PÈRE

Regrets éternels.

A MA MÈRE

Témoignage d'affection et de reconnaissance.

A MES FRÈRES

MEIS ET AMICIS

A M. LE Dr FARABEUF

Professeur agrégé,
Chef des Travaux Anatomiques.

A M. LE Dr HORTELOUP

Chirurgien à l'hôpital du Midi.
(Externat 1879).

A M. LE PROFESSEUR AGRÉGÉ RECLUS

Chirurgien des hôpitaux.

A MON PRÉSIDENT DE THÈSE

M. LE PROFESSEUR BOUCHARDAT

QUELQUES CONSIDÉRATIONS

SUR LE

PARASITISME VÉSICAL

Une observation communiquée par **M. le Dr Marsoo** d'Orthez sur un cas d'entozoaire rendu par les urines, a été le point de départ des recherchès résumées dans ce travail. Les observations d'entozoaires rendus par les urines ne sont pas très rares et cependant elles n'ont été l'objet d'aucun travail. Aussi avons-nous pensé qu'il ne serait pas inutile de traiter cette question. Notre intention n'est pas de faire une monographie, une telle tâche serait au-dessus de nos forces, du reste les circonstances spéciales dans lesquelles nous nous trouvons ne nous auraient pas permis de l'accomplir complètement. Passer en revue les différents parasites rencontrés dans l'urine, décrire les symptômes auxquels ils ont pu donner lieu dans la vessie et discuter leur étiologie tel est notre but. Nous aurions voulu ajouter aux quelques observations recueillies dans *les feuilles médicales françaises et étrangères* quelques faits personnels, mais la rareté relative et les conditions peu favorables dans lesquelles nous nous trouvons pour leur étude ne nous l'ont pas permis. Aussi nous demandons à nos juges, si l'insuffisance de notre travail ne répond pas à l'importance du sujet, toute leur bienveillance en faveur de nos intentions et de nos efforts.

Que M. le professeur agrégé Reclus, qui nous a inspiré ce travail, veuille bien recevoir ici l'expression de notre plus vive gratitude.

Notre reconnaissance est également acquise à M. le Dr Marsoo pour l'empressement avec lequel il a mis à notre disposition les matériaux de cet ouvrage.

Enfin nous remercions M. le professeur Bouchardat pour l'honneur qu'il nous fait en acceptant la présidence de cette thèse.

Nous diviserons ce travail en deux parties ; dans la première nous dirons quelques mots sur les organismes inférieurs rencontrés dans les urines, la seconde, la partie essentielle sera consacrée aux parasites animaux, aux Helminthes dans l'ordre suivant : Cestoïdes, Nematodes et Trématodes.

ORGANISMES INFÉRIEURS

L'existence des germes à l'état normal dans l'urine est une question importante qui a suscité beaucoup de recherches contradictoires mais qui ne sont pas encore tranchées. Nous n'avons pas la prétention de donner la solution de ce problème, nous nous bornerons à énumérer les faits tels qu'ils ont été observés. Une quantité considérable ne se développe que sur des matières organiques en décomposition dans le cours de diverses maladies, et dont les germes contenus dans l'air ont été introduits dans l'économie soit par la respiration, soit par l'alimentation ou toute autre façon.

Les végétaux infusoires appartenant au genre leptomite, créé par Agarh ont été rencontrés dans l'urine : le leptomite urophile de Rayer a été retrouvé par Kuessner (1) dans un cas de diabète, ainsi que des leptothrix, le penicillium glaucum a été souvent signalé dans les urines du diabétique, le torula cerevisiæ s'y trouve habituellement lorsque se produit la fermentation alcoolique ; du reste on sait combien il est fréquent de trouver des mucédinées sur les organes génitaux des diabétiques. La sarcine a été signalée par Haller, Mackay, Johnson, Salisbury, Haussmann, etc. Haller, en 1848 décrit quelques végétations propres au torula et penicillium dans les urines d'individus atteints de fièvre typhoïde.

1. Laboulbène. *Anatomie pathologique.*

En 1849 Bashain (1) signale dans l'urine de quelques dyspeptiques des végétaux analogues mélangés avec des cristaux d'oxalate de chaux et d'acide urique.

Dans son ouvrage sur les végétaux parasites M. Robin donne la description de deux parasites : le leptomitus uro-philus et le leptomitus hanoverii qui se rencontrent l'un et l'autre dans les voies urinaires.

Le Dr Bergeret, dans son travail sur le parasitisme réno-vésical, signale également la présence du parasite dans les urines : la plus grande partie des végétaux trouvée appartient à la division des champignons et à l'ordre le plus inférieur de cette division, aux arthrosporées, ce sont la plupart des tubes cloisonnés plus ou moins rameux et terminés au moment de la putréfaction par une série de spores placés bout à bout en forme de chapelet. Les espèces les plus nombreuses paraissent appartenir au genre torula et au genre penicillium. Outre ces individus Bergeret a figuré plusieurs algues : d'abord la sarcina ventriculi qu'il a rencontrée deux fois et ensuite une espèce indéterminée qu'il nomme trufière en raison de la grande ressemblance qu'il y trouve avec les truffes.

Dans les recherches faites en Angleterre lors de l'épidémie de choléra de l'année 1854 sur l'urine des cholériques par Thomas Richardson à l'hôpital Saint-Nicolas Williams Stevers et John Braudon à l'hôpital Saint-Thomas, et Patrick Reilly à l'hôpital Saint-Bartholomy (2), sur un to-

1. Golding Bird (*de l'urine*).

2. General Board of Health. London (1855) Results of the mecroscopical and chimical examination of seventy tiro samples of the urine of cholera patients.

tal de quarante-sept observations, ils ont trouvé vingt-sept fois c'est-à-dire dans plus de la moitié des cas un grand nombre de monades.

Si ces parasites se rencontrent dans les urines dans le cours de certaines affections générales, on conçoit parfaitement qu'ils puissent s'y trouver aussi dans le cours de certaines affections des voies urinaires.

L'observation suivante de M. Davaine en est un exemple : « L'urine glaireuse et fétide d'un homme affecté de cystite chronique offrit plusieurs jours de suite à notre examen un nombre immense de vibrions, le malade qui était dans le service de Rayer à la Charité, urinait dans un vase très propre, et l'examen du liquide était fait peu de temps après la miction. Pour nous assurer si les vibrions existaient dans la vessie même, l'urine fut extraite par la sonde et examinée immédiatement après, elle contenait néanmoins tout autant de ces êtres organisés. Il est probable que dans ce cas l'urine était ammoniacale par suite de la fermentation (1).

Traube le premier avait attiré l'attention des médecins sur ce sujet. Ayant trouvé des bactéries dans le pus provenant d'abcès du rein il en conclut que ces germes introduits dans la vessie, avaient remonté par l'urèthre jusque dans le rein, s'y étaient multipliés et agissant comme corps étranger, en avaient déterminé l'inflammation, mais cette théorie a été détruite par M. Gosselin qui a montré qu'il n'est pas rare de trouver des bactéries dans le pus des abcès froids et chauds.

L'acidité des urines fraîches est constante à l'état normal,

---

1. Davaine. *Traité des entozoaires*, 1877.

mais la fermentation ammoniacale s'y produit assez vite lorsqu'elles ont séjourné un certain temps à l'air ; d'après M. Pasteur (1) un organisme inférieur, le *micrococcus ureæ*, serait le principal agent de ce phénomène chimique. Pour Musculus (2), la diastase serait une sécrétion du *micrococcus ureæ*, et le rôle de la bactérie se bornerait dans le phénomène de la fermentation à cette sécrétion ; la transformation ammoniacale de l'urine rentrerait par conséquent dans le groupe des fermentations par diastase. D'après Arnold Hiller (3), ce serait des organismes autres que le *micrococcus ureæ* qui opéreraient dans un milieu acide, la transformation des éléments constitutifs de l'urine.

Quoi qu'il en soit cette transformation de l'urée en carbonate d'ammoniaque a lieu aussi dans certains cas à l'intérieur de la vessie, mais jamais, comme semblent le montrer les expériences de Cazeneuve et Liron (4), dans une vessie intacte ; elle implique nécessairement une lésion de cet organe. Il ne faudrait cependant pas en induire que toute lésion de la vessie entraîne nécessairement la décomposition de l'urine, les conditions nécessaires sont plus complexes et ne sont pas encore parfaitement connues. Pendant notre séjour, en qualité d'externe, à l'hôpital du Midi, bien des fois nous avons constaté l'acidité de l'urine dans le catarrhe vésical et la cystite chronique. M. du Cazal (5), dans la

1. Pasteur. *Comptes rendus. Académie des sciences* 1860.

2. Musculus. *Journal chimie et pharmacie*, 1876, t. XXIII.

3. *Revue* Hayem 1875 t. V.

4. *Nouvelles recherches sur la fermentation ammoniacale de l'urine et de la génération spontanée.*

5. *Gazette hebdomadaire de médecine et chirurgie*, 1876, 24 novembre.

Gazette hebdomadaire de médecine et de chirurgie fournit plusieurs observations de ce genre : acidité des urines dans des catarrhes vésicaux (suite de rétrécissements de l'urèthre, d'hypertrophie de la prostate, de blennorrhagie) nécessitant pendant des mois un cathétérisme quotidien, et présence d'un grand nombre de bactéries dans ces urines. A la suite de ces observations, il en publie d'autres en tout semblables : l'une avec altération d'urines mais sans présence de bactéries, malgré un cathétérisme souvent répété ; l'autre concernant un individu qui n'avait jamais été sondé et dont les urines, fortement ammoniacales, ne contenaient pas de bactéries.

De ces observations, M. du Cazal tire les conclusions suivantes, contraires à la théorie de Niemeyer, Vogel et Neubauer (1), qui veulent que ces organismes soient la cause principale de la fermentation des urines : « La transformation alcaline de l'urine peut se produire sans la présence de bactéries. Celles-ci peuvent se multiplier, s'acclimater dans une urine qui ne cesse d'être acide, plus acide même qu'une urine normale. Introduites dans une vessie, saine du reste, elles en sont évacuées après une reproduction temporaire sans provoquer aucune altération du liquide, tandis qu'au contraire introduites dans une vessie en suppuration chronique elles s'y acclimatent et s'y reproduisent presque indéfiniment : enfin leur présence dans la vessie et très probablement dans les reins en grand nombre et pendant des mois et peut-être des années ne provoque aucun accident ni local ni général » (Gazette hebdomadaire 24 nov. 1876).

1. *De l'urine et des sédiments urinaires*

Il résulterait donc, d'après les auteurs çités précédem-
ment, et c'est la théorie généralement admise aujourd'hui,
que la présence de ces protoorganismes dans l'intérieur de
la vessie serait due à l'introduction de germes dans cet
organe au moyen des sondes. M. Bastian (1), partisan de la
génération spontanée, a cependant entrepris des expériences
à ce sujet. Il porte des urines acides normales à l'ébullition, puis une solution de potasse (en volume dosé
pour la neutralisation du volume d'urine employé) également à l'ébullition ; après refroidissemeut les deux liquides
sont mélangés et le tout est placé dans une étuve à 50°.
On obtient au bout de deux à trois jours le développement
de vibrions. Mais M. Pasteur (2) relève trois causes d'erreur
dans l'expérience précédente : 1° les germes peuvent venir
de l'urine ; 2° les germes peuvent venir de la solution de potasse ; 3° les germes peuvent être fournis par les vases dont
on s'est servi. A l'appui de ces expériences M. Pasteur a
fait des expériences contradictoires en se mettant à l'abri
des causes d'erreur et n'a pas obtenu de bactéries. Une
série d'expériences, faites peut-être encore dans de meil-
leures conditions par Tyndall, sur l'urine fraîche, à la
Société Royale de Londres viennent encore confirmer celles
de M. Pasteur. Quoi qu'il en soit la présence de ces organismes inférieurs dans la vessie n'est pas douteuse, et la
plupart de ceux qu'on y observe sont des vibrions et des
monades, et dans un degré plus inférieur, des champignons
et des algues. Peuvent-ils naître dans les milieux protégés
contre l'air par le seul fait qu'ils contiennent des matières

1. *British medical journal*, 1875.
2. *Gazette hebdomadaire de médecine et de chirurgie* (1876) n° 30.

albuminoïdes (Onimus) ? Dérivent-ils des matières pro-
téiques (Martin) (1) ? Proviennent-ils des cellules anima-
les ou végétales sans aucune lésion ? (Nuesch) (2). Faut-il
admettre leur génération spontanée (Ch. Bastian) ? Toutes
ces théories ont leurs partisans ; à l'heure actuelle elles ont
peut-être raison d'être, et ce n'est que dans les travaux
ultérieurs et les nouveaux progrès de la science, qu'on pourra
trouver la solution si difficile de cet important problème.

1. Martin. *Comptes-rendus. Académie des sciences.* 30 nov. 1874.
2. Nuesch. *Die necrobiose in morphil. Bezichung betrachtet* 1875.

HELMINTHES

Les affections vermineuses ont donné lieu à beaucoup de controverses surtout au point de vue de l'origine des helminthes, et les théories émises à ce sujet ont passé par diverses phases.

Jusqu'à la fin du dernier siècle, les doctrines humorales furent en honneur : pour Oribase, les vers se formaient par corruption : l'humeur noire engendrait l'oxyure, l'humeur bilieuse donnait naissance aux ascanides et l'humeur pituitaire au tœnia.

La même théorie se reproduit dans la suite, les termes seuls sont différents avec Rudolphi et Brera (1).

Au commencement du XIX⁰ siècle, Bremser (2) va même jusqu'à admettre la maladie vermineuse sans vers. C'est, dit-il, une perturbation des voies digestives d'où production et accumulation dans le canal intestinal de substances qui peuvent servir aux entozoaires de milieu générateur. Puis, Requin (3) confondant la cause déterminante avec la cause prédisposante développe la théorie de l'helminthiase qu'il définit un état débile, asthénique de l'économie déterminant la formation des vers.

Toutes ces opinions, comme on le voit, se rattachent à la

1. Brera. *Traité des maladies vermineuses* (1804).

2. Bremser. *Traité zoologique et physiologique sur les vers intestinaux de l'homme* (Traduction de Gundler, 1824).

3. Requin (*Éléments de pathologie médicale*, 1852).

génération spontanée défendue par Blainville, Dujardin, Bérard et Pouchet.

MM. Barthez et Rilliet reconnaissent une diathèse vermineuse et ne considèrent l'helminthe que comme le résultat d'une maladie préexistante, les diathèses vermineuse et catarrhale sont identiques.

Mais l'école moderne a fait justice de toutes ces théories, les travaux de Redi, Audry, Sicbold, et l'étude de l'histoire naturelle comparée ont montré que les entozoaires sont reproduits par les entozoaires, que leurs germes viennent du dehors et sont accidentellement introduits dans l'économie.

Il n'est aucune maladie du cadre nosologique qui n'ait été rapportée aux vers intestinaux. On a décrit une pneumonie, une pleurésie et une fièvre typhoïde vermineuse ; et comment pouvait-il en être autrement? Les médecins antérieurs à notre siècle, ignorants de l'anatomie pathologique, cherchant une cause palpable pour les troubles qu'ils observaient, n'ont vu qu'une cause à effet là où il y avait simple coïncidence : et ce sont les parasites du tube digestif, et en particulier l'ascaride lombricoïde, qui leur étaient plus faciles à observer, qui jouaient le rôle étiologique.

Cependant les parasites d'organes autres que l'appareil digestif, et en particulier ceux de l'appareil urinaire avaient déjà été observés depuis longtemps, et pour remonter à une époque déjà éloignée; nous voyons Fabrice de Hilden, 1571, Claudius, 1673, Alghisi, etc., publier des observations d'entozoaires rendues avec les urines. Ces faits sont assez nombreux, mais bon nombre qui nous ont été transmis et reproduits sans contrôle dans les recueils scientifiques furent avec raison suspectés et taxés de fables patho-.

logiques ou d'erreurs : « Les hommes, dit Chopart (1), aiment tant à raconter ce qu'il y a de merveilleux qu'il faut se méfier de ce qu'ils annoncent comme extraordinaire. Ceux même qui sont témoins oculaires, voient directement les objets, se trompent souvent sur leur nature, lorsqu'ils ne les regardent pas de très près ou ne les examinent peut-être pas dans tous les rapports.

M. Davaine a repris toutes ces observations et les a soumises à une sérieuse analyse, rangeant ainsi ces dernières dans un chapitre spécial « les pseudelminthes. »

C'est ainsi qu'on trouvait décrits autrefois sous le nom d'entozoaires de la vessie des concrétions fibrineuses, des larves d'insectes, des animaux tantôt velus, tantôt pourvus d'antennes, les uns pourvus de pattes, les autres d'ailes, et même de véritables cloportes. C'est par une erreur de ce genre que nous voyons Ruysch expliquer la présence de nymphe dans les urines par l'introduction des larves dans le méat et le canal de l'urèthre, larves qui se seraient transformées en nymphe au col de la vessie. Ces vers s'étaient trouvés accidentellement dans le vase où le malade avait uriné. « Pour constater l'existence d'un ver sorti par l'urèthre, dit Chopart, il faudrait être exempt de prévention, avoir l'habileté du naturaliste qui distingue l'animalcule doué d'une organisation réelle d'avec un corps qui n'en a que l'apparence, il faudrait aussi s'assurer que le ver fût vraiment sorti par le canal urinaire. »

La plupart des helminthes que l'on a rencontrés dans les urines sont des poches d'echinoccoque, des tœnias, des

1. Chopart. *Maladies des voies urinaires*. T. II. 1830.

ascarides lombricoïdes, des oxyures. Griesinger et d'autres auteurs ont trouvé assez souvent dans l'urine des Egyptiennes des œufs de diastomum, nous verrons du reste plus loin quel rôle jouent quelques-uns de ces parasites dans certaines maladies endémiques des pays chauds.

D'après toutes ces observations, il semblerait évident qu'il existe des vers dans la vessie. Certes, à l'époque où l'on croyait à la génération spontanée des helminthes, et avec Rudolphi, Bremser, le ver était considéré comme le produit et l'expression en quelque sorte d'un état particulier de l'économie, la réponse eût été évidente, il n'y avait aucune raison pour que la vessie ne donnât pas naissance à des vers comme tout autre organe, le tube intestinal, par exemple, Chopart n'admet cette existence que pour les hydatides. La nature saline des urines, dit-il, paraît s'opposer à la formation et à l'existence de ces animaux dans ce réservoir, et si quelques-uns y prennent naissance et s'y développent c'est sous forme d'hydatide, quant aux autres, leur expulsion de ce viscère est ordinairement assez prompte, aussi les trouve-t-on quelquefois en vie au dehors de l'urèthre. La suite de ce travail, où nous essaierons de résoudre ces deux questions montrera ce qu'il y a de fondé dans cette opinion. Nous allons passer en revue successivement les cestoïdes, trématodes, et nématodes, observés dans la vessie, ou rendus avec les urines.

CESTOÏDES

Dans ce groupe nous avons à examiner les différents états sous lesquels se présente le tœnia dans son évolution, successivement rudimentaire, échinoccoque, cysticerque et rubané, nous savons en effet que sa forme varie suivant l'espèce animale ou les tissus qu'il habite, qu'il n'accomplit sa métamorphose qu'à la condition de changer de terrain. C'est après avoir passé dans le tube digestif que l'helminthe vésiculaire se fixant par ses crochets et ses oscules s'allonge, se rubane, acquiert des organes génitaux et devient tœnia.

Les larves échinoccoques et cysticerques se multiplient par gemmiparité et non par génération ; quand elles se fourvoient dans leur pérégrination ou quand elles ne peuvent sortir du parenchyme où elles sont enkystées, les larves vivent larves et meurent agames.

Dès que Gœze (1784) eut fait connaître le premier la nature du cysticerque chez le porc lasdré, sa présence chez l'homme ne tarda pas à être constatée. Laennec, Dupuytren, Mascagni, Rudolphi, Cruveilher, Follin etc., etc. le rencontrèrent dans les muscles et dans différents organes, et d'après les observations publiées, les parties les plus fréquemment atteintes sont le tissu cellulaire intermusculaire du tronc et des extrémités, le cerveau et l'œil, il n'est pas question de la vessie, et si on n'a pas constaté ces parasites dans cet organe, il faut sans nul doute l'attribuer à ce que le plus souvent tous les organes à l'autopsie n'ont pas été examinés, car ils ont une tendance à se généraliser ; du reste leur présence dans les différentes parties de la poitrine ou de l'abdomen est inoffensive à cause de leur volume, ce n'est que par une multiplication excessive qu'ils peuvent nuire.

L'hydatide est produite par l'œuf du tœnia échinoccoque dont l'embryon introduit dans le tube digestif avec les aliments et les boissons, ne pouvant vivre ou se développer dans l'intestin avant d'avoir subi certaines métamorphoses, quitte cet organe en le perforant et gagne les parties voisines soit directement, soit par les vaisseaux sanguins.

Les hydatides occupent les organes parenchymateux : le foie, les poumons, les reins. Chopart, comme nous l'avons dit plus haut, admet exclusivement pour elles leur développement dans la vessie. Mais il résulte de toutes les observations publiées, et en particulier du travail de M. Charcot sur les hydatides du petit bassin, qu'en dehors de l'ovaire, leur siège est généralement le tissu cellulaire sous-péritonéal, et nous pensons que l'observation rapportée par Chopart ne fait pas exception à cette règle. En effet, sans faire ici l'histoire pathologique des hydatides, il n'est pas inutile de rappeler les lésions qu'elles peuvent occasionner : les parties en rapport avec la poche élastique se détruisent, s'ulcèrent ainsi que les parois correspondantes de la poche qui se perfore et livre passage aux matières qu'elles renferment. C'est ainsi que des hydatides du foie, par un travail ulcératif progressif viennent s'ouvrir dans les poumons et s'éliminer par les bronches. Dans le cas qui nous occupe, que les hydatides siègent dans le rein ou dans le tissu cellulaire périvésical, les mêmes phénomènes se passent, ou il se forme des adhérences entre la poche et les parois du bassinet, ou une ulcération des parois de la vessie, et dans l'un et l'autre le cas des hydatides sont versées dans cet organe. Alors, dit Rayer (1), les plus petites ou les débris

1. Rayer. *Traité des maladies du rein.*

des plus grandes et une certaine quantité de l'humeur sé-
reuse ou séro-purulente du kyste sont rendus avec les
urines. L'expulsion des hydatides n'a jamais lieu sans
quelque accident : il survient de la douleur dans la région
rénale et parfois une rétention d'urine occasionnée par
l'obstruction du bassinet, de l'uretère ou de l'urèthre, dans
lesquels un ou plusieurs de ces corps étrangers se sont
arrêtés.

Nous pourrions rapporter un grand nombre d'observations d'hydatides rendues avec les urines, les faits abondent,
nous nous contenterons de donner celle de Herbert Barker
remarquable par le nombre d'hydatides ainsi expulsées.

OBSERVATION (1)

Hydatides rendues avec l'urine.

A. F..., âgé de 28 ans, plombier, peintre et vitrier, reçut mes
soins le 17 novembre 1853 ; il avait une douleur sourde dans les
reins, particulièrement du côté gauche, des envies fréquentes d'uriner
et une légère difficulté dans cet acte. L'urine n'était pas très foncée
et ne déposait pas par le refroidissement, sa densité était de 1020.
Traitant ce cas comme un lombago, je prescrivis simplement des doses
d'eau légèrement alcaline.

Le 22 décembre. — Le malade me dit qu'au commencement de la
nuit il avait éprouvé une difficulté à uriner plus grande que jamais,
et que pendant plusieurs heures il n'avait pas rendu une seule goutte
d'urine : enfin que le matin il avait rendu quatre vessies gélatineuses,
ce qui lui avait produit un soulagement instantané ; c'étaient des hyda-

1. Herbert Barker. *On cystic entozoa in the human kidney,
read before the med. Soc. of London*, 15 décembre 1855.

sence est accusée par des douleurs sourdes, de vives nausées, bientôt des vomissements qui expulsent ces entozoaires.

Pour la vessie, ce sont les symptômes de tout corps étranger dans cet organe : rétention d'urine, ou dysurie avec douleur violente au méat urinaire, s'irradiant dans le testicule, le périnée ; et ténesme vésical disparaissant après l'expulsion. Quant à celle-ci elle est facile ou laborieuse suivant la dimension de l'entozoaire qui se présente à l'urèthre ; est-il de petite taille, il ne provoque aucune douleur et ce n'est que par hasard que le malade remarque sa présence dans les urines ; ses dimensions sont-elles au contraire plus considérables, son expulsion est lente et difficile comme dans l'observation de Dujardin, et accompagnée de douleurs brûlantes le long du canal, douleurs quelquefois atroces qui peuvent aller jusqu'à la syncope.

Tous ces symptômes peuvent se reproduire plusieurs fois à intervalles indéterminés, si les entozoaires sont nombreux et si la lésion qui leur a donné passage persiste. Si dans certains cas tout cesse avec l'expulsion des parasites, malheureusement il n'en n'est pas toujours ainsi, la lésion primitive des reins (hydatides), la fistule vésico-intestinale (*ascarides lombricoïdes*), peuvent amener la conséquence la plus fâcheuse, et avoir le pronostic le plus grave, comme le montrent deux de nos observations précédentes. Il est difficile, souvent même impossible, de reconnaître la présence de ces helminthes dans la vessie avant leur expulsion de cet organe. Elle peut être soupçonnée chez les individus qui atteints de kystes hydatiques du rein, ou rendant des vers par le rectum voient survenir tout à coup des symptômes vésicaux semblables à ceux provoqués par les calculs. Dans quelques cas, comme dans l'observation du Dr Brigham, le catéthérisme pratiqué pour la recherche d'un calcul présumé, peut amener la sortie de l'entozoaire.

La présence des entozoaires reconnue, le traitement consiste à favoriser leur sortie : la thérébentine, les diurétiques, les injections intra-vésicales, le simple cathétérisme même ont suffi dans la plupart des cas. Mais ce n'est pas tout et nous pouvons ajouter avec Chopart (1) : lorsque des vers sont expulsés de l'urèthre on doit soupçonner un ulcère fistuleux qui communique des intestins dans la vessie. Il faut alors tâcher de s'en assurer par des signes commémoratifs, par l'examen de l'anus, par l'éjection de l'urine, par l'introduction du doigt dans le rectum et de la sonde dans l'urèthre. Si l'on découvre cette communication on emploiera les moyens indiqués pour l'intercepter et l'on combattra l'affection vermineuse par des moyens appropriés.

OXYURES

La présence des oxyures dans les urines chez la femme n'est pas un fait rare. Brera (2) admet l'existence de ces vers dans la vessie aussi bien que dans l'intestin : la nature de l'aliment, dit-il, qui fait vivre ce ver a été le sujet de diverses opinions, mais on a enfin vu que la matière muqueuse qui lubrefie l'intestin et le vagin de la femme, est pour ainsi dire la substance pour laquelle il a le plus de prédilection, d'après cela, il n'est donc pas étonnant que

1. Chopart *loc. cit.*
2. Breva, *loc. cit*

l'on rencontre l'ascaride vermiculaire dans les autres parties du corps, dans lesquelles la nature muqueuse abonde comme dans la vessie, l'estomac, l'œsophage. Il est constant en effet que les oxyures quittent parfois le rectum. Quand ils sont en grand nombre, ils s'agitent dans les replis qui sont à la marge de l'anus, rentrent et ressortent. Quelques-uns rampent sur le plancher périnéal et trouvant chez les petites filles l'orifice vulvaire à leur portée, peuvent s'y engager. Il n'est donc pas étonnant qu'on le rencontre dans l'urine, ils sont simplement balayés au moment de la miction. Quant à leur présence dans la vessie, comme le veulent certains auteurs, elle peut s'expliquer de la même manère ; leur mouvement de reptation suffit pour le faire cheminer du méat jusque dans cet organe. Il est inutile d'invoquer une autre voie ; du reste « la seule lésion qu'ils peuvent déterminer consiste en une tuméfaction et un ramollissement de la muqueuse de l'intestin qui devient le siège d'une sécrétion catarrhale abondante, et peut même offrir des points ecchymotiques ; là se bornent toutes les lésions qu'ils peuvent produire, et il n'est pas d'exemple que ces faits puissent aller jusqu'à l'ulcération du tube digestif (1). »

TRÉMATODES

La présence des trématodes dans les voies urinaires est un fait rare, du moins dans nos pays, mais il n'en est plus de même dans d'autres contrées, dans les régions intertro-

---

1. Laboulbène. *Anatomie pathologique.*

picales où la présence de ces parasites, dans ces organes, donne lieu à une affection particulière : l'hématurie endémique.

L'histoire de cette maladie, caractérisée par l'émission d'urines sanguinolentes et albumino-graisseuses avec ou sans gravelle, en remonte pas très loin. Rayer (1), le premier en 1848, eut l'occasion de l'étudier sur un individu revenu du Caire, plus tard, Salesse (1844) publie un mémoire sur l'hématurie. Mais la cause de cette singulière affection était attribuée à la mauvaise qualité des eaux, à la masturbation, etc., enfin elle fut méconnue jusqu'à ce que Griesinger, à l'Ile Maurice et Bilaah en Egypte (1861) eurent découvert sur un quart de la population atteinte la présence de parasites dans les urines. Ces parasites appartenant au groupe des trématodes (bilaahia-hematobia) ont été depuis observés par Harley au Cap de Bonne-Espérance.

Mais une étude attentive a montré que cette hématurie ne constitue que l'un des phénomènes de l'état vermineux du sang ; ces parasites en effet pullulent dans les branches de la veine-porte et en particulier dans les veines des reins et de la vessie. Les œufs de 1/200 de pouce de diamètre, enveloppés d'une coque dure et résistante munie à une extrémité d'une pointe acérée explique leur migration à travers les parois du capillaire et les lésions de la muqueuse vésicale dont nous empruntons la description à Méhu. « La « vessie se couvre de taches ecchymotiques de dimensions « parfois assez considérables, tapissées par un enduit mu- « queux d'un jaune grisâtre ou par un exsudat sanguino-

1. Rayer. *Maladies des reins*, t. III, 1841.

« lent dans lequel on a trouvé une grande quantité d'œufs.
« Dans une période plus avancée les taches sont plus éten-
« dues, décolorées, marquées de taches pigmentaires à surface
« lisse ressemblant à du cuir, d'autres fois molles, friables,
« incrustées d'un mélange d'acide urique d'œuf, et de sang.
« Dans quelques cas les taches prennent la forme
« de nodules et de condylômes sous lesquels la membrane
« muqueuse reste tantôt intacte, tantôt s'épaissit et s'injecte.
« Les affections calculeuses amenées à la suite de ces lé-
« sions sont assez communes en Égypte (1). »

L'hématurie endémique n'est pas particulière à l'Afrique où la moitié de la population indigène (Fellahs et Koptes) en est infectée ; elle a été observée aussi par Vurcherer (2) au Brésil, à la Guadeloupe par Crévaux (3), à Calcutta par Levis (4). Dans ces contrées elle est aussi de nature parasitaire, mais due à un nématode la *filaria sanguinis*, elle se distingue de la précédente par sa fréquence, principalement chez les adultes, l'absence de gravelle, et l'absence d'œufs. Levis ayant rencontré les filaires dans certains éléphantiasis explique la migration de ces hématozoaires dans la vessie par la rupture des parois des capillaires de cet organe consécutive à l'obstruction qu'ils y déterminent.

Faut-il attribuer l'endémicité de cette affection à la nature des aliments ou à la présence de ces parasites dans les eaux ? La question n'est pas encore résolue, Manson sup-

1. *L'urine normale et pathologique*, 1880.
2. *Archives de médecine navale* t. VIII, 1870.
3. *Archives de médecine navale*, 1874.
4. *Archives de médecine navale*, 1870.

pose que « les moustiques sont les véhicules de l'animal
« lui-même et qu'ils jouent un rôle important dans leur
« dissémination. Les moustiques en pompant le sang ava-
« leraient les filaires qui se développeraient dans leur es-
« tomac et dont les œufs, après la mort de l'insecte se-
« raient mêlés aux eaux potables (1). »

1. Rendu : *Revue des sciences médicales*, Hayem. 1881, t. XVII.
page 1881.

CONCLUSIONS

Les organismes inférieurs observés dans la vessie sont des vibrions, des monades, des champignons et des algues.

Les entozoaires appartiennent aux trois groupes des helminthes : cestoïdes, nématodes et trématodes.

La vessie n'est pas leur habitat normal, ils viennent des reins, de l'intestin et du sang ; ce n'est qu'accidentellement qu'ils sont expulsés par cette voie.

Les symptômes dus à leur présence dans cet organe sont ceux de tout corps étranger ; en général sans gravité, le pronostic ne dépend que de la lésion qui leur a livré passage.

Imp. A. DERENNE, Mayenne. — Paris, boulev. Saint-Michel, 52.